CONTRIBUTION A L'ÉTUDE

DES

COMPLICATIONS DE LA GALE

ET. LEUR TRAITEMENT

PAR

Auguste BORDAS,

Docteur en médecine de la Faculté de Paris.

PARIS

A. PARENT, IMPRIMEUR DE LA FACULTÉ DE MÉDECINE

31, RUE MONSIEUR-LÉ-PRINCE, 31

1881

CONTRIBUTION A L'ÉTUDE

DES

COMPLICATIONS DE LA GALE

ET LEUR TRAITEMENT

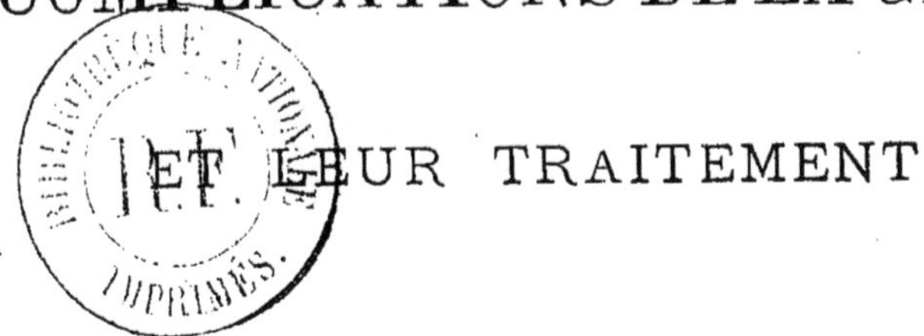

PAR

Auguste BORDAS,

Docteur en médecine de la Faculté de Paris.

PARIS

A. PARENT, IMPRIMEUR DE LA FACULTÉ DE MÉDECINE

31, RUE MONSIEUR-LE-PRINCE, 31

—

1881

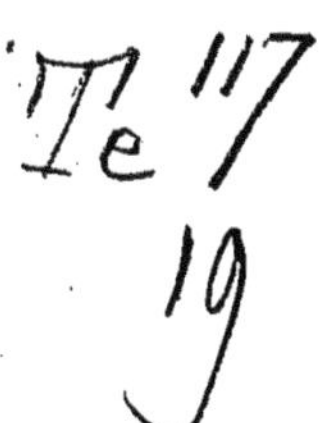

CONTRIBUTION A L'ÉTUDE

DES COMPLICATIONS DE LA GALE

ET DE LEUR TRAITEMENT

AVANT-PROPOS.

A chacune des visites que nous avons faites, pendant le cours de nos études, à l'hôpital Saint-Louis, notre attention a été maintes fois appelée sur les nombreuses variétés de lésions cutanées qui viennent faire cortège à la gale, à titre de complications. Nous avons été frappé de la multiplicité de leurs formes, de leur ténacité et de leur extension rapide chez certains sujets.

Les particularités qu'elles présentent dans leurs rapports avec le traitement nous ont même intéressé à un tel point que nous avons voulu faire de leur étude le sujet de notre thèse inaugurale.

Nous n'avons pas la prétention de jeter un jour nouveau sur cette question si longtemps controversée des complications de la gale. Notre modeste travail est une simple compilation des principaux auteurs qui les ont décrites. Nous avons cherché à les réunir avec méthode et à exposer le plus fidèlement possible leurs diverses opinions.

Qu'il nous soit permis de remercier ici notre savant maître, M. le professeur Laboulbène, d'avoir bien voulu accepter la présidence de cette thèse. Puisse-t-il lui accorder son indulgence et y retrouver quelquefois les marques de ses remarquables leçons.

Merci encore à notre excellent ami M. Fournier, pour l'aide qu'il a bien voulu apporter à notre travail en nous traduisant les auteurs étrangers.

CAUSES ET DIVISION.

On ne s'est pas toujours trouvé d'accord sur ce qu'il faut entendre par le terme : « Complications de la gale. » Ceci tient évidemment à ce que l'on a interprété de manières très diflérentes la maladie première.

Pour Villan et son école, la gale étant simplement une affection vésiculeuse, toutes les autres éruptions concomitantes étaient des complications.

Cazenave a émis une opinion identique : « Il existe, a-t-il écrit, une erreur qui tend à faire considérer la gale comme une maladie de la peau, sans caractères propres, pouvant être indifféremment constituée par des vésicules, des papules et des pustules. Il n'y a qu'une lésion élémentaire pour la gale, c'est la vésicule. »

Avec Alibert on a rangé d'autres éruptions parmi les manifestations scabieuses, telles que le prurigo et l'ecthyma.

M. le professeur Hardy les qualifie de symptomatiques, mais il se refuse à ranger dans cette catégorie l'eczéma, le lichen, l'impétigo, qui sont des complications véritables.

Pour Bazin il y a un eczéma, un lichen, un impétigo psoriques, qui diffèrent des espèces correspondantes d'origine constitutionnelle, et ce sont ceux qui disparaissent sous l'influence des traitements spéciaux; de même qu'il y a un eczéma, un lichen, un impétigo de cause interne, capables de compliquer la gale et persistant après la destruction du parasite d'où ils résultaient.

Pour cet auteur la gale est compliquée, quand, aux symptômes primitifs ou secondaires de l'acare se joignent d'autres phénomènes provenant d'une cause différente et réclamant une thérapeutique particulière.

Les complications de la gale une fois admises (et elles le sont aujourd'hui, le mode d'interprétation seul varie), dans quel ordre doit-on les étudier?

On pourrait les envisager dans les diverses professions où on les rencontre.

Leurs localisations à certaines régions spéciales pourraient être le point de départ d'une autre division non moins arbitraire du reste.

On pourrait les étudier à tour de rôle d'après leur fréquence.

Il vaut mieux, nous le croyons, les diviser en complications de causes externes et complications de causes internes.

Les complications de causes externes sont toutes celles qui proviennent d'irritations prolongées de la peau par la démangeaison et le grattage, par l'application inopportune ou exagérée de topiques ; elles sont surtout le fait des individus malpropres et misérables, et se trouvent par là fréquemment mélangées aux produits de la phthiriase.

C'est à certains états diathésiques qu'il faut rapporter les complications de cause interne.

L'herpétis que l'on rencontre parfois associé aux maladies parasitaires, telles que le pityriasis versicolor, les teignes, la phthiriase semble avoir fait souvent éclater ses manifestations sous l'influence de la gale.

Bazin n'hésite pas à le reconnaître. L'irritation tégumentaire produite, selon lui, par des corps étrangers ou des parasites, peut agir comme cause occasionnelle dans la production des herpétides, comme dans celle des arthritides : mais si l'excitation a lieu sur une grande étendue de tégument, elle occasionnera plutôt un herpétide qu'une arthritide : « C'est, dit-il, ce qui a lieu pour la gale qui est si fréquemment suivie d'eczéma ou de lichen herpétiques. »

Cette opinion est assez ancienne. On la retrouve dans l'article Gale du Dictionnaire en 60 volumes :

« La gale peut exister en même temps qu'une affection herpétique et celle-ci s'exaspère ordinairement par la présence d'un auxiliaire aussi redoutable. Si l'affection dartreuse est considérable, les pustules de la gale ne tardent pas à simuler les formes de l'éruption herpétique ; les pustules cristallines sont plus grosses qu'à l'ordinaire et tendent incessamment à devenir purulentes. »

La gale peut être compliquée de scorbut chez les gens

plongés dans une profonde misère et dans la malpropreté. Les vésicules se couvrent alors de petites croûtes brunâtres et donnent naissance à des ulcérations superficielles. C'est probablement cette forme de lésions que Bateman a décrite sous le nom de *gale ulcéreuse*.

Mais la coïncidence de la gale et du scorbut ne semble pas être l'effet du retentissement de cette dernière maladie sur la première. Ce qu'on peut dire de plus certain, c'est que toutes deux se développent sous l'influence des mêmes causes.

On pourrait en dire autant de la syphilis.

On a dit que les sujets jeunes, vigoureux, sanguins, pléthoriques, étaient plus exposés que les autres aux complications de la gale. Celles-ci surviendraient moins vite chez les gens âgés, travaillant peu ou inoccupés, et dans l'état de convalescence.

C'est aussi, selon Rayer, chez les individus robustes adonnés à l'usage des excitants que la gale peut donner naissance aux complications les plus fâcheuses.

Nous devons terminer ce chapitre par quelques considérations sur l'influence réciproque de la gale et des maladies acquises.

Mouronval a nettement affirmé, un des premiers, que la gale reste stationnaire pendant toute la durée des grandes pyrexies, pour reprendre après la cessation de la fièvre.

L'observation a confirmé cette idée. Chez des individus atteints soit de pneumonie, soit de fièvre typhoïde, la gale a semblé disparaître. On a vu les éruptions s'éteindre et on a constaté la disparition des parasites moins quelques sarcoptes aplatis, mal nourris, faméliques. Les sillons reviennent avec la convalescence.

On a voulu voir dans ces faits des rétrocessions, des métastases, et on s'est même appuyé sur eux pour dire qu'il est dangereux de guérir la gale. Toujours d'après les mêmes principes on a redonné la gale à des individus afin de les mettre à l'abri des maladies graves.

C'est même de bonne foi que l'on a patronné la croyance de ces prétendues rétropulsions et que l'on a soutenu cette doctrine qu'il y a des irritations externes que, dans certains cas, on ne doit faire cesser qu'avec de grandes précautions et après avoir remplacé les irritations par des moyens que l'art entretient aussi longtemps que les circonstances l'exigent.

Rayer dit avoir observé chez des galeux, atteints d'affections des organes digestifs ou pulmonaires, la flétrissure des vésicules et leur disparition rapide coïncidant avec la production de poussées aiguës. Inversement il note avoir vu la guérison de gales anciennes suivies d'inflammation d'une portion de la membrane muqueuse gastro-pulmonaire.

Beau, lui aussi, a apporté le secours de son autorité à ces vues théoriques: « C'est à tort, a-t-il dit, qu'on a tourné en ridicule les idées des anciens sur les gales rentrées. »

Il admettait que la disparition instantanée de l'eczéma consécutif à la présence de la gale peut être suivie de maladies graves, et ce serait alors sur l'organe le plus faible ou le plus prêt à s'enflammer que se porteraient les mouvements fluxionnaires et phlegmasiques.

Malgré la valeur des assertions d'observateurs tels que

Beau et Rayer, on n'admet plus aujourd'hui les métastases galeuses. Cette opinion désormais n'appartient plus qu'à l'histoire.

SYMPTOMES ET DIAGNOSTIC.

Nous étudierons dans ce chapitre les signes des complications de la gale en même temps que les principaux caractères qui peuvent les faire diagnostiquer.

Nous ne décrirons avec quelques détails que les phlegmasies cutanées ; les autres complications découlent directement de celles-ci sans revêtir des aspects différents de ceux qu'elles présentent dans les circonstances ordinaires.

En effet, tandis que l'eczéma ou l'ecthyma galeux nécessitent une mention particulière, les abcès, les lymphangites, les phlegmons, etc., etc., n'ont ici rien de spécial. A part l'intérêt que présente leur point de départ, ils n'ont rien dans leur allure ou dans leur marche qui les différencie des cas habituels. Ils n'ont pas, de par le fait de l'acare, un cachet propre et, s'ils devaient seuls fournir les éléments du diagnostic de la maladie parasitaire, on serait bien exposé à la méconnaître.

De toutes les éruptions qui accompagnent la gale, la plus fréquemment observée est le prurigo. On le rencontre même si souvent (99 fois sur 100) qu'il semble logique de le considérer beaucoup plus comme une affection symptomatique que comme une complication véritable. Il se présente sous la forme de petites saillies, pleines, dépourvues de liquide, souvent revêtues par de petites croûtelles résultant de l'extravasation du sang. Celles-ci sont disposées suivant des lignes ou traînées en rapport avec l'action mécanique des ongles sur la surface cutanée. On les trouve d'abord en des points restreints, sur la face antérieure de l'avant-bras, sur l'abdomen, sur la face antéro-interne des cuisses. Plus tard elles sont disséminées sur tout le corps, parce que le malade a eu le loisir de se gratter un peu partout.

Lorsque le prurigo, au lieu de rester borné à des régions bien nettement tranchées, s'est ainsi généralisé, il constitue une complication. Outre les stries sanglantes que son prurit détermine, il peut aboutir à de réelles ulcérations saignantes et douloureuses. Il peut produire un malaise général du sujet, la privation de sommeil, des lipothymies et des mouvements nerveux chez des sujets très irritables.

En résumé, si le prurigo est symptomatique des sillons de l'acare à la période de début, il peut dans la suite devenir autre chose qu'une affection concomitante.

L'ecthyma a été regardé comme un symptôme fréquent de la gale; il ne manque guère qu'une fois sur huit. On peut aussi le ranger parmi les complications, puisqu'il prolonge la durée de la gale en contre-indiquant son traitement.

Plus commun chez les sujets lymphatiques, chez les femmes et chez les enfants, il se présente sous la forme de pustules acuminées, à base rouge, avec un point plus foncé au centre provenant de la dessiccation d'une partie de leur contenu. Elles siègent aux mains, aux pieds, aux fesses, au ventre, en haut des membres. Les coudes et les fesses sont le siège spécial de pustules plus petites que les précédentes qui crèvent et se recouvrent alors de croûtes jaunâtres, semblables à celles de l'impétigo.

L'ecthyma peut être considéré comme un des meilleurs guides pour le diagnostic de la gale. Sa présence seule doit éveiller l'idée d'une affection parasitaire, et inviter à la rechercher.

Si le prurigo et l'ecthyma sont tantôt des symptômes, tantôt des suites de la gale, il n'en est pas de même de l'eczéma, qui n'est rien autre chose qu'une complication et la plus fréquente de toutes, car on la rencontre dans la majeure partie des cas. Pour notre part nous l'avons vu chez presque tous les malades qui font l'objet de nos observations personnelles.

La gale agit dans la production de l'eczéma comme les autres affections qui s'accompagnent de prurit, comme la phthiriase, comme l'urticaire. Elle détermine l'irritation du derme et par suite la naissance plus ou moins rapide d'un eczéma avec ses lésions propres, qu'il faut bien se garder de confondre avec les vésicules psoriques proprement dites.

Celles-ci sont peu nombreuses, elles sont isolées, arrondies, plus grosses que les vésicules eczémateuses, sans auréole rouge marquée. Elles sont distinctes les unes des autres, nullement confluentes, et c'est là, comme le professe M. le Dr Laboulbène, leur grand caractère différentiel. De plus elles siègent aux mains, aux poignets, aux pieds, aux extrémités en un mot ; tandis que le véritable eczéma manque de netteté dans son mode de localisation.

On conçoit l'utilité, au point de vue du traitement, de

ce diagnostic, si l'on songe que les vésicules inhérentes à la gale se rencontrent environ huit fois sur dix cas, et qu'elles ne sont pas, lorsqu'elles existent seules, une contre-indication à la frotte.

La connaissance parfaite des lésions de l'eczéma est d'une importance capitale dans la maladie qui nous occupe, car il peut suffire à lui seul pour mettre sur la voie de l'affection parasitaire jusque-là méconnue. Et c'est par ses localisations sur certaines régions du corps qu'il appelle l'attention sur la cause première lorsqu'elle a passé inaperçue.

Ainsi l'eczéma qui siège dans les interstices des doigts est si généralement lié à la présence des acares qu'il faut toujours, lorsqu'il existe, rechercher ces derniers.

De même l'eczéma aux seins survenant chez une femme qui n'est ni enceinte ni nourrice doit, suivant le précepte de M. le professeur Hardy, engager le médecin à rechercher les sarcoptes.

Les éruptions lichénoïdes compliquent très fréquemment la gale. Les individus sanguins et robustes souffrent plus que tous les autres du prurit qu'elles produisent. On les observe à l'état aigu sous forme de papules plus ou moins rapprochées, souvent mêlées à des vésicules d'eczéma et occupant de larges régions de la surface du corps. Mais on les rencontre surtout sous la forme chronique sur les vieux galeux dont la peau n'est plus, comme on l'a dit, qu'un immense lichen, mélangé de toutes les variétés possibles d'affections cutanées.

Dans la statistique de Devergie nous trouvons l'impétigo rangé sur le même plan que l'eczéma au point de vue de sa fréquence comme complication de la maladie psorique. On n'arriverait plus aujourd'hui aux mêmes conclusions, soit que cette lésion ait diminué de fréquence, soit, ce qui est plus probable, qu'on ait décrit sous son nom les pustules pointues et agglomérées, à contenu purulent et reposant sur une surface rouge et tuméfiée que l'on s'accorde à attribuer aujourd'hui à l'ecthyma. Pourtant il faut admettre que la gale se complique assez fréquemment de poussées d'impétigo chez les enfants mal nourris, cachectiques, circonstance des plus déplorables pour l'application du traitement.

D'après Hebra et M. le professeur Hardy, il faut décrire comme complication de la gale une éruption spéciale, mentionnée sous la dénomination d'urticaire sous-cutanée et constituée par des lignes rouges, surélevées au-dessus du niveau de la peau, siégeant de préférence aux épaules, au tronc, mais jamais aux extrémités des membres. Elle résulterait soit de l'irritation causée par les acares vagabonds, soit aussi de la présence simultanée des poux.

Il est à peine besoin de mentionner l'érythème. Il est le résultat obligé non seulement du grattage auquel se livre le patient, mais encore des autres complications que nous venons de passer en revue, à l'exception pourtant du prurigo, qui peut exister sans la moindre altération de couleur de la peau.

L'herpès a été signalé aussi par M. le professeur Hardy. Mais, comme le fait observer notre savant maître, il est bien plus souvent le produit d'excitations particulières, comme les frictions térebenthinées que le résuttat de la maladie elle-même.

D'autres complications cutanées se rencontrent encore

dans la gale, le psoriasis, le pityriasis, le rupia, etc., mais elles sont beaucoup plus rares que les précédentes.

Les furoncles ne se développent guère que chez les individus prédisposés. Ils sont rarement isolés. Les membres, le cou, les fesses sont leur siège de prédilection. Ils procèdent parfois par poussées capables par la rapidité de leur succession de mettre obstacle à la thérapeutique.

A la fin de cette énumération des manifestations cutanées de la gale, nous devons placer ces éruptions que l'on désigne sous le nom de polymorphes, en raison de leurs caractères mélangés et de l'impossibilité où l'on se trouve fort souvent de voir nettement la lésion prédominante. Aussi ces éruptions offrent-elles les aspects les plus bizarres. Si elles n'étaient modifiées par le grattage, elles pourraient être d'un diagnostic difficile. Mais celui-ci reste rarement en suspens, d'autant plus que la phthiriase vient joindre fréquemment son action irritante à l'action des sarcoptes et augmente encore la multiplicité des lésions.

Outre les affections que nous venons d'étudier, il existe une classe de complications de la gale qui, semblant découler des précédentes, nécessitent d'attirer l'attention en raison de la gravité qu'elles peuvent présenter. C'est encore à l'irritation cutanée que l'on peut les rapporter en majeure partie.

En première ligne il faut noter la lymphangite siégeant le plus souvent à l'avant-bras et consécutive aux excoriations des doigts et des poignets. Cette phlegmasie est ordinairement assez circonscrite et se termine en peu de jours par résolution ; mais elle peut avoir de fâcheuses terminaisons telles que la formation d'abcès sur le trajet des vaisseaux enflammés, la suppuration des ganglions auxquels ils aboutissent, la transmission de l'inflammation au tissu cellulaire environnant, d'où la production d'un phlegmon circonscrit ou diffus,

On a noté des cas aussi dans lesquels se sont produits des érysipèles phlegmoneux, des abcès tubéreux, de la phlébite avec œdème des jambes, etc., etc.

Toutes ces complications graves ont l'inconvénient de retarder l'application du traitement. Elles peuvent aussi en être la conséquence, comme nous le verrons dans le chapitre où nous étudierons les indications et les contre-indications.

Les parasites végétaux, tels que ceux de la teigné faveuse, méritent-ils lorsqu'on les rencontre chez un galeux l'épithète de complication ?

Non évidemment. Ce sont des affections concomitantes qui se sont développées sous l'influence des mêmes circonstances et en raison des milieux malpropres et misérables dans lesquels un même sujet contracte plusieurs maladies à la fois.

PRONOSTIC.

Les complications de la gale, lorsqu'elles sont rationnellement traitées, évoluent rapidement et suivent le plus souvent la marche habituelle à chacune d'elles. Force est donc bien d'admettre qu'elles ne présentent par elles-mêmes aucun danger, et que les cas fâcheux doivent être rapportés moins à la complication elle-même qu'au terrain sur lequel elles se trouvent implantées.

On leur a pourtant attribué à une époque antérieure un caractère malin. On a écrit (1) que chez les sujets dont la gale a fait de grands progrès, la plus légère maladie peut devenir mortelle et s'aggraver infailliblement en revêtant le caractère adynamique ou même ataxique.

Alibert a fait des gales compliquées un tableau des plus sombres. Elles doivent suivant lui être soignées très sérieusement si on ne veut pas aboutir à la désorganisation absolue de la peau. Elles déterminent, toujours d'après cet auteur, l'apparition de clous, de furoncles et d'autres éruptions secondaires qui sont le pire résultat de l'irritation générale que détermine cette désolante maladie. Les ravages de la gale iraient jusqu'aux ulcères chroniques, aux abcès profonds et à la fièvre hectique.

Il y a évidemment dans les paroles d'Alibert une exagération marquée.

Sans doute la gale est une maladie des plus incomodes. Ses complications donnent à la peau un aspect assez repoussant et contribuent largement à faire souffrir les malades par la recrudescence des démangeaisons qu'elles amènent. Mais de là à mettre l'existence en danger il y a loin. Cette opinion, soutenable à l'époque où l'on croyait aux métastases et aux rétrocessions, a décidément fait son temps.

(1) Dictionnaire en 60 volumes.

TRAITEMENT.

Ainsi que nous l'avons dit au début à propos des modes de classification des complication de la gale, on pourrait les diviser en deux catégories par rapport au traitement.

Tantôt en effet des complications apparaissent avant qu'on ait songé aux moyens de guérir la gale. Dès lors elles réclament ou retardent l'application immédiate des moyens thérapeutiques.

Tantôt elles se montrent à l'occasion de cette application qui peut parfois les faire naître et les éveiller alors qu'elles ne se sont point encore manifestées.

En un mot, nous devons passer en revue les cas dans lesquels le traitement est nécessaire, les complications s'étant déjà développées, et les circonstances où il faut le retarder afin de ne pas aggraver des éruptions déjà existantes ou de n'en point amener si elles n'existent pas encore.

Nous consacrerons un dernier paragraphe à l'énumération et à l'appréciation de la valeur des principaux modes curatifs appliqués jusqu'ici à l'affection parasitaire.

Il faut différer le traitement de la maladie psorique quand elle est compliquée d'eczéma, d'impétigo, d'ecthyma ou de furoncles. Il est urgent dans ces cas de n'intervenir qu'avec les plus grands ménagements.

Les auteurs du Compendium conseillent de combattre tout d'abord la phlegmasie cutanée par des moyens dérivatifs, par des purgatifs en particulier. Ils prescrivent

les bains jusqu'à la disparition de toute irritation super-
ficielle.

Les bains alcalins sont recommandés de préférence
quand le prurit est très intense, les papules nombreuses
et agglomérées.

L'ecthyma rend le résultat du traitement moins certain
qu'à l'ordinaire, parce que les frictions étant très péni-
bles à supporter, les malades s'y soumettent imparfaite-
ment, ce qui oblige à une nouvelle intervention une
quinzaine de jours après la guérison des pustules.

Si la friction est assez vigoureuse pour tuer les acares,
il est à craindre qu'elle n'amène de l'érythème ou de
l'eczéma.

S'il existe des furoncles, il est du devoir du médecin
d'attendre leur guérison. Outre le supplice qui résulterait d'une friction exercée à leur niveau, on s'exposerait
à faire naître des phlegmons, des érysipèles et autres
affections graves.

Il est des cas où il n'y a pas nécessité absolue de suspendre le traitement de la gale elle-même, malgré l'existence d'une affection concomitante. M. le professeur
Hardy croit que la présence des acares est une cause
suffisante d'affections cutanées ultérieures pour qu'il y
ait tout avantage à y remédier le plus promptement possible.

« Si pendant le cours du traitement, dit Cazenave, la
gale est compliquée d'une autre éruption, telle que
lichen, eczéma, ecthyma, il faut souvent suspendre
toute application de topiques excitants jusqu'à ce que
la maladie accessoire ait disparu ou du moins diminué.

« *Cependant toutefois cette complication entretenue par
la maladie première cesse aussi par l'effet du traitement
lui-même.* »

Mais faut-il admettre cette restriction dans le plus
grand nombre des cas ? Évidemment non. On gagnerait
peu, pour obtenir la disparition du parasite, peu gênant
à la vérité en comparaison des altérations cutanées qu'il
amène, à augmenter l'acuité d'un eczéma, à le rendre
suintant alors qu'il était sec, à rompre des pustules pour
créer à leur place de véritables solutions de continuité
capables de produire à leur tour des lymphangites ou des
phlegmons.

L'opportunité d'une médication immédiate découlera
le plus souvent des variétés mêmes de la gale, qu'il ést
bon pour cela de connaître.

Ainsi, dans les cas où la gale est à forme pustuluse ou
si l'on veut compliquée d'ecthyma ou d'impétigo, il
est nécessaire, durant quelques jours, de faire au préa-
lable tomber l'irritation par des bains d'amidon et en
général des émollients. Les même précautions sont à
prendre, si la forme vésiculeuse (eczéma) prédomine.

Quant à la forme papuleuse, elle exige moins de cir-
conspection et permet à la médication de l'acare de
marcher de pair avec la sienne ; aussi a-t-on coutume de
la négliger lorsqu'elle est isolée.

Il y aurait, pour certains dermatologistes, moyen d'é-
viter les inflammations de la peau sans abandonner pour
cela les acares à eux-mêmes. Ce moyen consisterait à
enduire le malade de la pommade sans exercer de frictions. Mais outre qu'il n'est pas démontré que le topique
par lui-même ne peut déterminer d'éruption, il est pres-

que certain que cette méthode d'application simple ne doit pas avoir de résultats. On sait en effet que les frictions prolongées ont pour but d'ouvrir les sillons pour y faire pénétrer la pommade. On sait aussi qu'une première séance est parfois insuffisante pour obtenir ce résultat et qu'il faut recourir à la même méthode dès le lendemain.

On laissera donc absolument de côté le procédé d'application simple des topiques, car il ne saurait par lui-même arriver au but que l'on se propose d'atteindre, à savoir la mise à nu des parasites par déchirure de leurs galeries.

Les complications qui sont le fait non plus de la gale elle-même, mais bien de l'action intempestive des modes de traitement, présentent moins d'inconvénients que celles de la classe précédente. On peut les soigner à son aise sans se préoccuper de leur durée. Celle-ci est d'ailleurs plus limitée, puisque la principale cause d'entretien fait défaut. Elles évoluent comme dans les cas où elles existent à l'état isolé.

Ces éruptions secondaires ne sont pas déterminées à un égal degré par tous les topiques. Il en est qu'il faut absolument rejeter en raison de leur action irritative onstante. Telle est l'huile de pétrole, qui produit des poussées de pustules, des troubles spéciaux (insomnie, ébriété) qui atteignent la santé générale.

Il en est de même des frictions à l'essence de térébenthine, d'où résultent des eczémas excessivement rebelles.

L'iode, le camphre, les huiles de cade, de goudron,

l'alcoolé de staphysaigre, d'ailleurs délaissés à notre époque, sont responsables des mêmes méfaits.

La pommade d'Helmerich employée seule présente des inconvénients, si l'on ne limite pas la durée de son action. Elle peut être l'occasion de pustules très prurigineuses qui torturent le malade.

Bazin préfère à la pommade d'Helmerich un mélange à parties égales d'huile blanche, d'axonge et de poudre de camomille fraîche. Cette composition aurait, suivant lui, outre son action sur les acares, l'inestimable avantage de calmer instantanément les démangeaisons et de ne produire aucune éruption secondaire.

Mais c'est au traitement, tel qu'il a été institué par M. le professeur Hardy, qu'il faut définitivement accorder la préférence. Grâce aux modifications apportées par lui dans la proportion des éléments de la pommade d'Helmerich, celle-ci a des propriétés beaucoup moins irritantes. Le bain prolongé imposé aux galeux a une action également fort utile. L'expérience journalière est là, du reste, pour démontrer la route que suivent les éruptions cutanées, à la suite de ce mode thérapeutique qui a depuis longtemps fait ses preuves au double point de vue de la curabilité et de l'innocuité.

OBSERVATION I (personnelle). — Gale. Prurigo. Ezéma. Ecthyma.

V..., Aimé, ferblantier, âgé de 29 ans, se présente le 24 janvier 1881 à l'hôpital Saint-Louis, à la consultation de M. le Dr Besnier.

Il est porteur d'une éruption que l'on est tenté à un examen superficiel de rapporter à la phthiriase, mais qui offre, par sa localisation spéciale sur les mains, un intérêt particulier et fait supposer l'existence d'une gale concomitante.

Après un examen attentif, on constate en effet la présence de quelques sillons dans les espaces interdigitaux.

Toute la surface du corps du malade est recouverte de papules excoriées. Elles siègent principalement à la partie supérieure du dos, entre les épaules, à la face antéro-interne des cuisses et sur les fesses. Sur les mains on rencontre des vésico-pustules au voisinage des sillons des espaces interdigitaux. Çà et là quelques pustules d'ecthyma. Les avant-bras ont une coloration rougeâtre et sont couverts de croûtes qui ne remontent pas au-dessus du pli du coude.

En raison de l'inflammation de la peau en ces différentes régions, le malade n'est pas soumis au traitement immédiat de la gale. On lui ordonne des cataplasmes de fécule et des bains d'amidon.

31 janvier. Le malade revient à la consultation suffisamment amélioré pour qu'il puisse être envoyé à la frotte.

Obs₁ II (personnelle). — Gale. Eczéma. Phlegmon diffus.

V..., Charles, âgé de 64 ans, entre le 28 novembre 1880 au n° 30 de la salle Saint-Louis, service de M. le Dr Hillairet, hôpital Saint-Louis.

Ce malade présente à son entrée tous les symptômes de la gale. .

Il est porteur d'un eczéma de la face interne du bras gauche, datant du début des démangeaisons, qui remontent à une quinzaine de jours. Cette éruption peu intense par elle-même cède promptement à l'application de cataplasmes de fécule et à l'empoi de bains d'amidon.

9 décembre. Le malade est frotté de pommade soufrée.

17 décembre. Depuis la frotte, l'eczema semble avoir repris son intensité. Le malade se gratte constamment et s'excorie la peau sur une certaine étendue. Les téguments deviennent rouges. Rapidement à l'inflammation succède un gonflement qui envahit toute la partie postéro-interne du bras. La douleur à la pression est plus vive. Les tissus présentent un empâtement, une dureté assez considérables. La peau est chaude et tendue.

24 décembre. La fluctuation devient manifeste et l'on pratique plusieurs ouvertures au niveau de la face postérieure du bras.

Dès lors la suppuration s'établit franchement et la guérison s'opère en deux semaines.

Obs. III (empruntée au Traité pratique des maladies de la peau. Devergie, 1857, p. 579, et recueillie par le professeur Bœck, médecin d'hôpital à Christiania et communiquée à Cazenave). — Gale de Norvège.

Chez une jeune fille âgée de 15 ans, très maigre, très pâle, non encore réglée, on a constaté à la paume des mains et dans l'intervalle des doigts la présence de croûtes de deux à trois lignes d'épaisseur, d'une couleur blanche ou plutôt grise, adhérentes à la peau, et formées d'une masse si compacte qu'on put y couper comme dans l'écorce des arbres. Les doigts sont fléchis, et les tentatives qu'on fait pour les redresser lui causent des douleurs. Les ongles sont dégénérés, très épais et noueux. On trouve des croûtes analogues à la face dorsale des pieds, dont les ongles sont aussi altérés, aux coudes, aux fesses, à la partie postérieure des cuisses et sur le dos. Il y en a jusque dans le cuir chevelu, qui est très dégarni. Si on détache ces croûtes, la peau qu'elles recouvrent paraît rouge, humide et un peu inégale. Toute la surface cutanée présente une rougeur érythémateuse; aux jambes on voit des taches d'un brun rougeâtre, non saillantes ; à la face postérieure des bras on rencontre plusieurs vésicules, enfin des pustules se montrent çà et là aux extrémités. La santé de la malade était évidemment altérée. Incertain de la nature du mal, M. Bœck a examiné les croûtes au microscope, et il a reconnu qu'elles étaient constituées par une masse compacte d'acarus, ou entiers ou brisés, d'œufs, d'excréments. Des expériences ont été faites sur des croûtes prises sur tous les points du corps, et elles ont donné des résultats identiques, c'est-à-dire que l'on y a trouvé exclusivement des acarus ou des débris d'acarus. Malgré les recherches les plus attentives, M. Bœck n'a jamais pu trouver un seul sarcopte vivant, ni un seul sillon. Cependant il n'hésita pas à diagnostiquer une nouvelle forme de gale. Si le diagnostic avait pu être douteux, il aurait été singulièrement facilité par les résultats rapides et multipliés de la propriété contagieuse de cette affection. En effet, pendant son séjour à l'hôpital, la petite malade communiqua la gale à un grand nombre de personnes, même parmi celles qui ne la touchaient pas habituellement.

La chute des croûtes fut suivie d'une amélioration sensible qui dura trois semaines environ ; puis une éruption de vésicules se manifesta sur tout le corps, même au visage. Elle était accompagnée d'un prurit très violent. Il fut impossible de trouver des sillons distincts, mais on vit bientôt se former de nouvelles croûtes. En les examinant au microscope, M. Bœck distingua deux lamelles : l'une supérieure, de couleur claire, et consistant seulement en des cellules d'epithélium ; l'autre inférieure, de couleur grisâtre, contenant des sarcoptes, d'où M. Bœck conclut que les croûtes ont été formées sous l'épiderme. Pendant cette poussée la santé de la malade s'altéra de nouveau : elle eut la fièvre. Traitée par les frictions partielles et successives avec l'onguent de Vienne, elle guérit enfin. Les cheveux ont repoussé. Les ongles sont revenus à l'état normal, mais surtout l'air d'hébétude remarquable chez cette jeune fille a complètement disparu.

Obs. IV (personnelle). — Gale. Eczéma.

C... (Albert), cordonnier, âgé de 37 ans, se présente à la consultation externe de M. le Dr Besnier, à l'hôpital Saint-Louis, le 31 janvier 1881.

Il souffre, dit-il, depuis trois mois de démangeaisons intenses qui le tourmentent plus particulièrement le soir et le matin. Ces démangeaisons sont causées par la présence de nombreux acares autour des seins, à la verge et aux mains. La face dorsale de la verge est couverte de petites papules brunâtres.

Aux mains, outre des papules identiques, on peut voir des vésicules confluentes d'eczéma. Cet eczéma s'est manifesté par poussées successives ainsi que le prouvent, entre des parties récemment enflammées, des zones pâles sur lesquelles on peut voir des taches rosées, larges de 8 à 9 millimètres, et qui résultent, selon toute vraisemblance, de la rupture de vésicules antérieurement développées.

Le malade est soumis au traitement particulier de l'eczéma : cataplasmes de fécule et bains d'amidon.

Le traitement de sa gale est différé jusqu'à nouvel ordre.

Obs. V (personnelle). — Gale. Eczéma. Hydarthrose rhumatismale.

C..., (Henri), garçon de magasin, entre le 21 décembre 1880 au n° 50 de la salle Saint-Louis, service de M. le Dr Hillairet, hôpital Saint-Louis.

Ce malade a contracté la gale il y a quatre mois en couchant avec un de ses camarades qui en est atteint. Il n'a réclamé aucun soin malgré les démangeaisons avant l'apparition d'un eczéma intense qui a déterminé son admission dans le service.

Cet eczéma généralisé, d'une acuité assez grande, fut traité par les cataplasmes de fécule et les bains d'amidon jusqu'à la chute des croûtes.

14 janvier. L'inflammation s'étant atténuée, le malade est envoyé à la frotte.

L'eczéma disparaissait peu à peu et le malade était sur le point de sortir de l'hôpital, lorsque survinrent des douleurs sourdes au niveau du genou droit d'abord, du genou gauche ensuite, à l'insertion du tendon au droit antérieur.

Presque aussitôt les articulations augmentèrent de volume, la peau rougit et on put percevoir un épanchement dans l'articulation.

Ce phénomène disparut d'ailleurs très rapidement et le malade sortit le 27 janvier dans un état très satisfaisant.

Obs. VI (M. Vermeil, interne des hôpitaux). — Eczéma du cuir chevelu. 2e atteinte. Phthiriase. Gale. Sillons. Eruption polymorphe.

Paris (Eugénie), âgée de 24 ans, polisseuse en pendules, demeurant rue des Blancs-Manteaux, 3, née à Amiens, malade depuis 8 jours, est entrée le 12 mars 1879 à l'hôpital Saint-Louis dans le service de M. Hailler, salle Sainte-Foy, n° 10.

Pas de manifestations cutanées dans la famille. Très bonne santé habituelle.

Eczéma du cuir chevelu il y a deux ans. Elle fut traitée à cette époque à la salle Saint-Thomas par le caoutchouc et l'huile de cade. Elle en sortit guérie au bout de quatre mois.

Depuis quinze jours nouvelle poussée dans le cuir chevelu, vives démangeaisons, suintement abondant, puis formation de croûtes jaunâtres, nombreuses, épaisses. Depuis huit jours, éruption polymorphe, très prurigineuse sur toute la surface du corps, mais principalement aux mains, aux avant-bras et au mamelon.

Etat actuel : Aux régions indiquées, éruption polymorphe, caractérisée principalement par des vésicules, par des saillies rouges recouvertes de croûtes rougeâtres, par des pustules et de nombreuses traces de grattage.

Plusieurs sillons, l'un surtout très net sur l'éminence hypothénar de la main droite.

Sur les mamelons fissures assez profondes recouvertes de croûtes jaunâtres et quelques vésicules.

Au cuir chevelu, suintement abondant ayant aggloméré les cheveux en plusieurs masses. Croûtes jaunâtres adhérant aux cheveux dans différents points de leur longueur. Sur ces cheveux on trouve aussi des lentes en très grande quantité.

Huile de cade.

Frotte.

Adénite cervicale à gauche.

19 mars. Les lentes persistent, mais on ne trouve plus de poux. Plus de suintement. Encore un peu de rougeur et de démangeaison. Exeat.

Obs. VII (personnelle). — Gale. Eczéma. Furoncles.

L... (Adolphe), 35 ans, employé de commerce, né à Bethune, entre le 21 janvier 1881 à l'hôpital Saint-Louis, salle Saint-Charles, n° 65, service de M. le Dr Guibert.

Rien de particulier à noter comme antécédents, bonne santé antérieure.

Vers la fin de décembre 1880 il se présente à la consultation de l'hopital Lariboisière pour des démangeaisons siégeant sur les mains et dans les espaces interdigitaux. On reconnut chez lui l'existence de la gale et on l'envoya à Saint-Louis où il ne se rendit que quatre semaines plus tard.

22 janvier. Le malade présente des sillons entre les doigts et quelques vésicules confluentes dont la plupart sont déchirées par le grattage. Ces lésions sont encore plus accusées à la partie interne

de la cuisse droite. On les rencontre encore, quoique moins accusées sur le ventre, les fesses et les organes génitaux. Le malade est frotté.

Dès lors les démangeaisons s'atténuent et l'eczéma semble en voie de décroissance, excepté au niveau de la face interne de la cuisse droite et aussi autour de la partie inférieure de la face où l'on constate çà et là quelques petites vésicules groupées et entourées d'une zone érythémateuse assez étendue.

Le malade porte en outre des traces de furoncles à l'avant-bras gauche et au bas-ventre.

Le 31. Les démangeaisons ont disparu sauf au niveau des régions atteintes par l'eczéma que l'on continue à traiter par les émollients

Obs. VIII (M. Vermeil, interne des hôpitaux). — Gale. Ecthyma discret

Dandry (Louis) 18 ans, palefrenier demeurant à Paris rue de Belleville, entre le 12 février 1879 dans le service de M. Haillier, salle Saint-Mathieu, n° 31. Il est malade depuis un mois et demi.

Père et mère bien portants.

Conjonctivité granuleuse dans enfance. Pas d'adénites. Pas de maladies aiguës. Bonne santé habituelle.

Le malade dont le métier habituel est tourneur en cuivre est palefrenier à la compagnie des omnibus depuis six mois. Depuis cette époque, bien qu'étant dans des conditions hygiéniques assez bonnes, il est surmené.

L'éruption actuelle date de six semaines.

Le malade couche avec des petits frères qui ont, paraît-il, une éruption du même genre depuis quelque temps.

12 février. L'éruption actuelle est caractérisée par des pustules dont quelques-unes sont très larges, reposant sur une surface rouge, indurée, mal délimitée.

A la face externe de la jambe droite l'une de ces pustules est recouverte d'une croûte épaisse, large environ comme une *pièce de 1 franc*, et formée de couches concentriques.

. Ces pustules occupent surtout la jambe droite, la verge, le scrotum, l'abdomen.

On en trouve quelques-unes sur les avant-bras et aux mains. On ne trouve nulle part de traces de sillons.

Etat général parfait, rien au cœur, rien à la poitrine.

Le 13. On découvre un sillon très superficiel à la base de l'indicateur droit.

Le 14. Frotte.

Le 17. Les pustules d'ecthyma déchirées par la frotte sont recouvertes de croûtes peu épaisses. Abcès assez volumineux à la paroi abdominale ouvert spontanément.

Le 26. Toutes les pustules sont cicatrisées. Exeat.

Obs. IX (personnelle). — Gale. Eczéma aigu.

L. Pierre, 25 ans, employé de commerce entre le 23 janvier au n° 67 de la salle Saint-Mathieu, service du Dr Laillier, hôpital Saint-Louis.

Bonne santé antérieure.

Quinze jours avant son entrée à l'hôpital le malade vit des boutons lui pousser sur les mains. Ils s'accompagnèrent de démangeaisons très vives qui lui enlevèrent le sommeil et d'un grattage intense.

Il s'ensuivit une poussée de grosses bulles analogues à des bulles pemphigoïdes autour des poignets et surtout autour des doigts, bulles remplies d'un liquide trouble et larges de deux à trois centimètres sur une longueur équivalente.

A la naissance du pouce plusieurs traces de vésicules desséchées.

Un petit furoncle sur le dos de la main.

Après un examen attentif on a pu attribuer ces diverses lésions à des acares. Mais le malade n'a pu être envoyé à la frotte en raison d'un eczéma greffé sur les éruptions précédentes. Cet eczéma est très suintant, siège sur les avant-bras et s'arrête nettement au niveau des coudes. On le traite par des bandes de caoutchouc. En outre on peut constater une excoriation linéaire d'une certaine profondeur siégeant dans le premier espace interdigital et déterminé vraisemblablement par les ongles du malade au niveau d'une des grosses bulles précitées.

La frotte semble devoir être ajournée à une époque assez lointaine en raison de l'intensité des symptômes.

Obs. X (personnelle). — Gale. Lichen. Lymphangite.

C.... (Achille), 20 ans, clerc de notaire, entre le 19 janvier 1881 salle Saint-Mathieu, n° 40, service de M. le Dr Laillier, hôpital Saint-Louis.

Pas d'antécédents morbides.

Il y a trois mois le malade vit apparaître une éruption constituée par des papules disséminées sur la surface du corps et occupant surtout les membres inférieurs. Cette éruption s'accompagnait d'un prurit intense. Quelques jours après les mains furent le siège des démangeaisons les plus vives.

Eruption confluente sur la poitrine, sur le dos et les membres. Papules et pustules écorchées et saignant sur certains points. Les sillons sont recherchés mais ils ne sont pas nettement accusés. Le malade est en outre atteint de phthiriase à laquelle on est tenté d'attribuer l'état de la surface cutanée.

20 janvier. Des sillons sont découverts. On extrait un acare.

Le 21. Le malade se plaint de douleurs dans l'avant-bras droit. On y constate en effet une lymphangite avec des traînées rougeâtres nodulaires qui gagnent la région inférieure du bras. Gros ganglions épitrochléens. Bains d'amidon.

Le 26. Le malade est frotté, l'état précédent s'étant sensiblement amélioré.

Le 27. Les démangeaisons ayant continué, nouvelle frotte.

Le 31. Depuis lors la surface de la peau est recouverte de papules agglomérées et confluentes, recouvertes de petites croûtes minces. Les démangeaisons ont complètement cessé, l'état général est bon.

Obs. XI. (M. Vermeil, interne des hôpitaux). — Gale. Ecthyma secondaire.

Deville (Zélie), 24 ans, passementière demeurant rue des Quatre-Vents, 15, née à Auxerre, malade depuis quinze jours, entre le 28 mai 1879 à l'hôpital Saint-Louis, service de M. Hailler, salle Sainte-Foy, n° 16.

Pas d'antécédents cutanés dans la famille.

La malade n'a eu dans son enfance ni impetigo du cuir chevelu.

ni adénites, ni conjonctivite. Elle a des démangeaisons depuis deux mois et a couché souvent avec une amie qui présente une éruption analogue à celle de la malade.

Etat actuel. La malade présente à la main gauche et au niveau des mamelons une éruption polymorphe caractérisée principalement par des pustules, des vésicules et des sillons dont quelques-uns sont très longs et extrêmement nets, surtout entre les doigts.

La main droite est le siège d'un gonflement assez considérable : on y voit de nombreuses pustules superficielles. Quelques-unes d'entre elles sont remplacées par des ulcérations d'un rouge vif, suintant abondamment avec décollement de l'épiderme sur les bords. D'autres sont recouvertes de croûtes jaunâtres assez épaisses et sur cette main on trouve relativement peu de sillons. C'est à la main gauche que l'éruption aurait débuté.

La malade a fait une application de pommade sulfureuse à la main gauche.

Au pied droit pustule d'ecthyma ulcérée.

Emollients bains d'amadou.

8 juin. Le gonflement de la main droite a beaucoup diminué. Les pustules sont affaissées. On peut maintenant frotter la malade.

Frotte deux jours de suite.

Le 11. Plus de gonflement. Exeat.

OBS. XII (M. Vermeil, interne des hôpitaux). — Gale paraissant remonter à deux mois. Longs sillons parallèles donnant l'idée de zones successives d'une éruption à extension centrifuge. Varices. OEdème de la jambe gauche probablement consécutif à une lymphangite.

Delahour (Isabelle), âgée de 18 ans, domestique, demeurant rue du Temple, 41, née à Nemours, est entrée le 21 mai 1879 à l'hôpital Saint-Louis, dans le service de M. Hailler, salle Sainte-Foy, n° 16.

Antécédents strumeux. Adénites suppurées et conjonctivites.

Il y a deux mois la malade a couché chez ses parents avec une petite fille, depuis elle a constamment couché seule.

Depuis cette époque elle a commencé à sentir des démangeaisons vives, d'abord aux mains et aux bras, puis au ventre, et enfin aux seins et sur toute la surface du corps.

Il y a quinze jours, la malade qui a des varices depuis longtemps, a eu un gonflement très prononcé de la jambe droite d'abord, puis de la jambe gauche. Ce gonflement était accompagné d'une vive rougeur sans prurit. Cette rougeur avait été précédée d'un peu de fièvre et de frissons. Elle persista pendant huit jours. Aujourd'hui on ne constate plus que de la desquamation à la jambe gauche. Au moment où cette rougeur s'est montrée la malade venait d'avoir ses règles.

Etat actuel. — Aujourd'hui l'éruption est généralisée, mais domine aux mains, aux avant-bras, aux seins et au bas-ventre. Elle est constituée par des sillons caractéristiques abondants aux deux mains, par des vésicules assez volumineuses et extrêmement abondantes. Sur le dos de la main gauche ces vésicules sont rangées en séries parallèles. On observe trois de ces séries très nettes au niveau de l'articulation radio-carpienne.

Quelques pustules recouvertes de croûtes jaunâtres.

Nombreuses traces de grattage.

Au niveau du mamelon, croûtes jaunâtres recouvrant de véritables fissures un peu suintantes.

Frotte.

28 mai. Après deux frottes on ne trouve plus de sillons non écorchés.

Obs. XIII (M. Vermeil, interne des hôpitaux). — Gale méconnue pendant trois ans. Eczéma lichénoïde symptomatique.

Minet (Hortense), 26 ans, polisseuse, demeurant à Paris, impasse des Amandiers, n° 6, malade depuis trois ans, entre le 8 janvier 1879 dans le service de M. Lailler, salle Sainte-Foy, n° 12.

Dans son enfance la malade a eu des conjonctivites, la gourme jusqu'à 14 ans, des céphalalgies fréquentes. Elle est sujette aux bronchites, elle est facilement essoufflée. Elle n'a jamais eu de rhumatisme aigu ni de douleurs articulaires.

Très bien réglée auparavant, la malade l'est d'une façon irrégulière depuis trois ans, c'est-à-dire depuis l'apparition de l'éruption actuelle qui se serait montrée brusquement à la suite d'une émotion. Depuis cette époque l'éruption n'a jamais complètement disparu. La malade a déjà été soignée au mois de mai 1877 dans le service de M. Guibout, et au mois de juin 1878 chez M. Besnier.

L'éruption actuelle occupe presque toute la surface du corps, mais surtout le dos, les seins et les avant-bras.

Sur ces parties, elle est caractérisée par de larges plaques rouges, irrégulières, assez mal délimitées, recouvertes de croûtes épaisses, jaunâtres, melliformes.

Dans l'intervalle des grandes plaques, on voit des petits points saillants, isolés, sur lesquels existent des croûtes rougeâtres et qui suintent de temps en temps.

Au ventre et sur les cuisses, l'éruption présente un aspect un peu différent. On ne trouve plus de croûtes melliformes, mais de toutes petites croûtes rougeâtres disséminées. La peau généralement épaisse a l'aspect presque lichenoïde. L'éruption suinte beaucoup moins abondamment et moins souvent que sur la partie supérieure du corps.

La malade a des varices depuis l'âge de 15 ans.

Le cuir chevelu est couvert de croûtes épaisses, il suinte beaucoup surtout pendant la nuit. Très peu de démangeaison.

Depuis le début de l'éruption, la malade qui a beaucoup maigri, présente quelques troubles dyspeptiques, elle est mal réglée.

Rien à la poitrine ni au cœur.

En cherchant avec beaucoup de soin on trouve un sillon à chaque main et un au pied droit.

Dans celui de la main droite, M. Lailler trouve un acare jeune. Frotte.

16 janvier. Grande amélioration, plus de croûtes, même sur le bras droit l'éruption a cessé d'être humide, le fond est moins rouge.

Le 24. Les croûtes persistent. On enveloppe le côté droit avec du caoutchouc.

Le 26. Les croûtes sont tombées. Au-dessous il reste une surface rouge, élevée, l'épaississement portant sur tout le derme et paraissant dû a de l'œdème.

En certains points, peut-être sous l'influence du grattage, élevures rouges, arrondies, comme celles de l'urticaire.

Huile de cade coupée à gauche.

1er février. L'aspect papuleux a disparu. Sur les seins et la poitrine on voit encore des croûtes melliformes.

Le 6. Les croûtes persistent sur le tronc et ont reparu sur les

bras, mais là ce sont plutôt des squames que le résultat du suintement.

Huile de cade des deux côtés.

Le 21. Plus de croûtes nulle part. Il ne reste que des surfaces
rouges et sèches, avec un peu d'épaississement de la peau.

Le 26. La peau redevient plus souple. Exeat.

Obs. XIV (empruntée au Traité pratique des maladies de la peau.
Devergie, 1857, p. 575). — Gale compliquée de plusieurs éruptions
inflammatoires.

Le nommé L..., menuisier, âgé de 23 ans, était moins bien portant que de coutume, lorsque le jeudi 25 mai il se mit en route, à
pied, du département des Ardennes pour Paris. Le village d'où il
partit est distant de Reims de 28 lieues. Il fit ce trajet en douze
heures, en compagnie de deux de ses camarades (de une heure du
matin à une heure de l'après-midi). Sur la route, à chaque bourg,
ils s'arrêtèrent pour boire une bouteille de vin (tantôt du rouge,
tantôt du blanc). A trois ils en burent sept. Le malade fait remar-
quer que depuis plusieurs mois il ne buvait que de la bière, et que
de plus il était déjà dans de mauvaises dispositions générales.
Arrivé à Reims sa fatigue était extrême. Il ne put donc pas conti-
nuer son voyage à pied comme c'était son intention, et il fut forcé
de laisser partir seuls ses deux compagnons. A midi ii monta dans
la diligence de Paris, où il arriva à sept heures du soir le lendemain. Le voyage en voiture fut très pénible pour lui. Son malaise
était porté à l'excès. Il put à peine dormir deux heures et sentit si
peu le besoin de manger et de boire qu'il ne prit absolument rien,
ne descendit même pas de voiture pendant la route, tant sa pros-
tration, si je puis dire, était grande.

Arrivé à Paris il mangea un peu, mais sans appétit, se coucha et
s'endormit sans s'être aperçu qu'il eût rien à la peau. J'insiste sur
tous ces détails parce qu'ils me paraissent importants.

Le lendemain 27 mai, à son réveil, une grande partie de la surface cutanée était en feu (c'est l'expression dont il se sert). Il ne
pouvait résister au besoin de se gratter, et plus il se grattait, plus
la cuisson était vive.

Les parties où la cuisson se faisait le plus vivement sentir étaient le ventre, le scrotum et surtout les plis des cuisses. Sur ces parties, comme sur les faces internes des cuisses, la rougeur était intense et uniforme. Sur les membres supérieurs, au contraire, c'était une véritable *démangeaison* qu'il éprouvait, et au lieu d'une rougeur uniforme *on voyait disséminés, çà et la, de petits boutons sur leurs différentes faces ainsi que sur le dos des mains.* Un médecin qu'il vit dans l'après-midi du même jour, et auquel il eut le tort de ne montrer que les avant-bras, lui assura *qu'il avait la gale*, et lui conseilla de se présenter à Saint-Louis, où il ne lui donna l'espoir d'être reçu que le jeudi suivant. Cette circonstance est assez importante en ce qu'elle prouve que ce médecin connaissait les usages de l'hôpital Saint-Louis, qu'il le fréquentait, et que probablement il était plus exercé qu'un autre dans le diagnostic de la gale.

Ne voulant pas attendre si longtemps, le malade acheta chez un pharmacien de la *graisse pour la gale*, c'est-à-dire très évidemment une pommade irritante, probablement sulfureuse. Deux heures après en avoir frictionné tout le corps (et il ne la ménagea pas), il se trouva, comme il le dit, dans un véritable enfer. Une cuisson brûlante dévorait toute sa personne. Il se mit alors au lit et passa la nuit dans une agitation difficile à décrire. Le lendemain matin, dès qu'il fit jour, il put apercevoir sur le ventre et sur les membres un grand nombre *de cloches ou ampoules pleine d'eau*, qui se crevaient sous la simple pression du doigt et laissaient échapper leur contenu, transparent et incolore.

Un second médecin qui vint le visiter affirma positivement qu'il n'avait pas la gale. Le mardi il essaya vainement d'entrer à l'hôpital Saint-Louis. Enfin le mercredi 31, il y fut admis par moi.

1ᵉʳ juin. Toute la moitié inférieure du tronc et la face interne des cuisses présentent une surface rouge, humide, comme excoriée, comme dépouillée de son épiderme, qui roule çà et là sous la forme de petites pellicules cylindriques, jaunâtres, molles et minces : pourtant il est probable que ces pellicules sont plutôt formées par le produit concrété de l'exhalation morbide qui se fait en abondance sur toutes ces parties. A leur contact la chemise est mouillée par une humeur qui répand un odeur fade et désagréable. Sur la moitié supérieure du tronc la rougeur est bien moins vive, et la sécrétion est desséchée. Le linge n'est plus taché au contact de ces parties qui sont recouvertes d'une foule de petites lamelles, minces, molles, jaunâtres ou blanchâtres, ayant aussi l'apparence épidermique.

Sur les différentes faces des membres l'affection offre les mêmes caractères que sur la moitié supérieure du tronc. Mais de plus, aux plis des coudes et des genoux, se montrent des excoriations suintantes sous la forme de sillons assez profonds, à bords épais, constitués par le produit de sécrétion transformé en croûtes jaunâtres, molles et humides. Ces croûtes sont de véritables croûtes d'*impetigo.*

Sur le dos des mains et sur la face interne des avant-bras, en plusieurs points, on voit des vésicules en partie séreuses, en partie laetescentes, en général confluentes, qui appartiennent à l'*herpès phlycténoïde.*

La peau de la face est saine; le malade accuse une sensation brûlante sur toutes les parties malades, et spécialement sur toute la moitié inférieure du tronc. La diaphorése est abondante sur toutes les parties de la peau restées saines, en particulier la face est couverte de sueurs.

Le pouls est large et dur, mais point fréquent. La soif du malade est vive, son appétit est nul. A la bouche il perçoit une saveur amère et pâteuse à la fois, le matin en s'éveillant. Depuis plusieurs jours il n'est pas allé à la selle, les nuits précédentes avaient été sans sommeil. Je prescris au malade le repos au lit, une saignée au bras, la diète, de la limonade pour boisson, enfin des bains amidonnés et prolongés.

Au point de vue du diagnostic je pensai qu'une éruption de nature inflammatoire, née sous l'influence des fatigues du voyage et du régime excitant suivi par le malade, déjà prédisposé par de mauvaises conditions générales, apparaissait lorsqu'il alla consulter le premier médecin. Que celui-ci s'étant contenté d'un examen superficiel et incomplet, avait cru à l'existence de la gale, et qu'ainsi un traitement irritant, au lieu des émollients qu'on aurait dû mettre en usage, avait fait éclater une succession d'éruptions effervescentes dont nous voyions la continuation à l'entrée du malade dans nos salles.

Ces suppositions étaient en partie fondées ; mais nous verrons par la suite que *le diagnostic du premier médecin a été justifié* par les événements.

Marche des éruptions. — Pendant les jours qui suivent l'entrée du malade, des éruptions inflammatoires aiguës continuèrent à se montrer successivement avec une variété étonnante. Ce fut à ce point qu'on put presque dire que notre malade à tour à tour offert à l'observation toutes les formes élémentaires sur lesquelles sont fondées aujourd'hui les classifications cutanées, et dans chacune de ces formes plusieurs variétés.

Le traitement émollient fit bientôt tomber les démangeaisons, et le malade put goûter un peu de repos.

Le 4 juin, alors que la vaste rougeur sécrétante et brûlante de la moitié inférieure du tronc avait en grande partie disparu, on aperçut sur toute l'étendue qu'elle avait occupée, une foule de petites pustules d'*impetigo* qui s'étaient formées pendant la nuit.

Le 7. Sur le dos des mains, et particulièrement à la droite, on voyait de larges bulles remplies d'une sérosité citrine et transparente : c'était du *pemphigus*.

Entre ces bulles étaient nées quelques pustules discrètes, assez larges, reposant sur une base enflammée et présentant un point brun à leur centre ombiliqué : c'était de l'*ecthyma*.

A côté de ces bulles et de ces pustules, toujours sur les membres supérieurs, une humeur concrétée formant des croûtes jaunâtres et verdâtres, soulevées par une matière purulente analogue, présentait des traces d'impetigo ; on retrouvait les mêmes sur le ventre et sur les lombes, là où nous avions vu de toutes petites pustules naissantes le 4 juin.

Le même jour, 7 juin, sur la face, le cuir chevelu, la partie supérieure du tronc et les membres supérieurs, j'ai noté la présence d'une foule de petites lamelles, d'apparence épidermique, qui rappelaient celle de l'*eczéma* et du *pityriasis versicolor*.

Pendant ce temps le malade était soumis à un traitement émollient très bien observé, il était tenu au lit dans un très grand état de propreté.

Vers le 15 juin, commencèrent à apparaître des *furoncles*, il y eut même aux lombes et aux cuisses plusieurs *anthrax*, pour lesquels l'incision cruciale fut nécessaire.

Quelques jours après, on voyait des papules de *lichen* et de *prurigo*, répandues sur les différentes faces des membres.

Enfin le 24 ou le 25 juin, alors qu'il ne restait plus que quelques papules de prurigo sur les membres, le malade fit voir *de petites vésicules* incolores, discrètes, acuminées, dans les interstices des doigts, sur le dos des mains et sur les faces antérieures des poignets. Ces vésicules étaient accompagnées d'une démangeaison assez vive. Elles appartenaient évidemment *à la gale.*

Je prescrivis l'usage de la pommade d'Helmerich et des bains sulfureux.

Quelques jours après la peau du malade était complètement revenue à l'état normal. Elle ne présentait pas le plus petit bouton, la santé était excellente.

Je le gardai jusqu'au 12 juillet, aucune nouvelle éruption n'avait reparu, je pus donc croire que la guérison était définitive et lui accordai son exeat.

Ce malade était placé dans mon service sans rapports avec des galeux.

Toutefois, comme au moment où la gale s'est déclarée il descendait au promenoir et que les galeux ne sont séparés des autres malades que par une barrière à hauteur d'appui, nous avons dû le questionner sur ses rapports possibles avec cette sorte de malades. Il nous a déclaré n'en avoir eu qu'une seule fois le temps seulement d'acheter un morceau de pain à l'un deux. Une porte est donc ouverte à la transmission de la gale par cette voie... Il n'a même pas touché la main du galeux, il a reçu seulement le pain qu'il lui a acheté.

OBS. XV (personnelle). — Gale. Eczéma. Ecthyma.

P... (Marie), âgée de 30 ans, couturière, née à Laval, couchée au n° 8 de la salle Saint-Thomas, service de M. le Dr Ollivier, hôpital Saint-Louis.

Aucun antécédent héréditaire.

Jamais d'affection cutanée.

Il y a quatre mois elle accoucha à la Maternité. Quelque temps après elle ressentit des demangeaisons dans les espaces interdigitaux. Celles-ci très prurigineuses se rapportaient à une éruption visiculo-pustuleuse tellement étendue qu'elle cachait l'existence de sillons plus tard reconnus Cette éruption avait son maximum d'intensité aux seins et aux jambes à tel point que la marche en était devenue douloureuse. Aux membres supérieurs elle remontait jusqu'au niveau des coudes. On la traita par des bains et des cataplasmes dès l'entrèe de la malade à l'hôpital. Peu de temps après on découvrit que cette éruption dissimulait des sillons assez nombreux.

18 janvier. La malade est menée à la frotte qui est très douloureuse, l'eczéma étant encore dans sa période d'acuité.

24 janvier. Les démangeaisons ont beaucoup diminué et l'état général s'est beaucoup amélioré.

A la main gauche on remarque encore un certain nombre d'excoriations provenant de la rupture de vésicules eczémateuses assez profondes au niveau des plis articulaires des phalanges. Autour d'elles l'épiderme est soulevé et desséché.

Il existe encore, mais surtout au niveau de l'articulation de l'index des vésicules d eczéma non entourées d'auréole rougeâtre.

A la main gauche la même éruption mais beaucoup moins forte.

Aux seins des deux côtés, eczéma intense prédominant pourtant à droite.

Aux pieds eczéma généralisé, surtout sur leur face supérieure, mêlé de quelques croûtes provenant de la rupture de pustules d'ecthyma.

L'eczéma remonte jusque vers la racine du membre en diminuant d'intensité.

La malade a été menée une seule fois à la frotte, mais continue toujours son traitement par les bains et les cataplasmes.

29 janvier. Amélioration complète ; dessiccation des pustules et des vésicules. Chute des croûtes et desquamation sans démangeaison.

Obs. XVI (M. Vermeil, interne des hôpitaux). — Gale. Eczéma secondaire.

Rouyer (Prudence), 41 ans. cuisinière, demeurant rue Lassoudière, n° 28, née à Gensey (Ile-et-Vilaine), malade depuis six mois entre le 30 avril 1879, à l'hôpital Saint-Louis, service de M. Lailler, salle Sainte-Foy, n° 1.

Aucune affection cutanée dans la famille.

Pas d'antécédents strumeux.

La malade est asthmatique depuis l'âge de 20 ans. Elle est cuisinière, lave souvent la vaisselle et a remarqué qu'elle avait des poux depuis trois mois, c'est depuis ce moment que s'est montrée l'éruption actuelle. Depuis cinq ou six jours seulement se sont montrées des vésicules des mains. Aucune relation ne semble exister entre cette poussée et la menstruation.

Depuis le début de l'éruption actuelle, la malade a remarqué une diminution notable dans le nombre de ses accès d'asthme.

Etat actuel. — Sur toute la surface du corps la peau présente une tëinte bistrée et une éruption polymorphe caractérisée par des pustules, des surfaces rouges portant des petites croûtes rougeâtres et des traces de grattage des papules assez larges, assez élevées d'un rouge vif et très prurigineuses. Enfin aux mains des vésicules confluentes d'un volume assez considérable siégeant principalement à la face dorsale des mains et des doigts. On trouve quelques sillons, un assez net à l'auriculaire droit ; on prend l'acare.

Pityriase confirmée.

Dans le cuir chevelu, desquamation abondante, quelques croûtes rougeâtres et en arrière quelques lentes.

Frotte. Bains sulfureux.

Etat général satisfaisant.

4 mars. La malade a été frottée deux fois. Amélioration notable.

20 mai. Encore quelques croûtes. Exeat.

OBS. XVII (empruntée au Traité pratique des maladies de la peau. Devergie, 1857, p. 573). — Gale pustuleuse compliquée d'ecthyma cachecticum et de prurigo. — Abcès laiteux.

Véron (Margnerite), 24 ans, domestique rue Neuve-Coquenard, 32, 2ᵉ arrondissement, née à Frutin (Bas-Rhin). Fille. Chairs pâles. Tempéramment lymphatique. Il existe deux ou trois plaques d'ecthyma cachecticum à la partie antérieure des jambes, de l'ecthyma simple aux mains et aux avant-bras. Sur tout le corps des vésicules et des papules dont quelques-unes sont des prurigo. Sillons de gale très apparents aux poignets et entre les doigts. On y trouve des acarus. Etat cachectique général. Démangeaisons très vives. Tous ces accidents datent d'un mois environ.

28 février 1856. A son entrée on lui prescrit : infusion de chi-

corée, sirop sulfureux, deux cuillerées par jour, bains amidonnés, amidon en poudre, trois portions.

8 mars. Amélioration nulle, friction générale avec un onguent composé de sulfure de chaux liquide, 50 gr.; axonge, 50 gr. La friction ne cause pas de cuisson, elle a une odeur désagréable.

Le 10. Les démangeaisons ont presque disparu sur toute l'étendue du corps. On continue la prescription de l'entrée.

Le 12. Deuxième friction, il avait reparu quelques vésicules.

Le 15. Encore des démangeaisons et des vésicules. Troisième friction. Après cela les démangeaisons persistent et la gale paraît guérie. Mais il survient de l'impetigo et de l'ecthyma par poussées et à différentes reprises. La malade a accouché il y a deux ans. Pendant treize mois les règles ont cessé de paraître. Alors elles sont venues très abondantes. La malade dit avoir eu une perte qui lui a duré six semaines. Depuis, les règles se sont régularisées et paraissent toutes les trois semaines abondantes. Elle avait beaucoup de lait au moment de l'accouchement, mais le quatorzième jour l'enfant mourut. La malade dit qu'alors le lait est remonté. Elle a eu du délire et une fièvre typhoïde, peut-être une péritonite, mais les renseignements sont incomplets. Elle passa deux mois à Cochin. Mais à peine sortie, elle dut rentrer à l'Hôtel-Dieu. Elle souffrait toujours du ventre, des membres, était d'une faiblesse extrême. Elle resta deux mois et demi à l'Hôtel-Dieu : les jambes enflèrent, et depuis la jambe droite enfle facilement. Il semble y avoir eu un obstacle à la circulation. Pendant tout ce temps le lait ne tarit pas, et pendant huit mois il mouilla la chemise. Après sa sortie des hopitaux la malade voulut le faire passer, mais rien n'y fit. Il avait paru en abondance et naturellement trois mois avant l'accouchement.

15 avril. Elle se plaint de douleurs dans le sein gauche, que l'on trouve tuméfié et résistant. Cataplasmes.

Le 28. Bientôt la suppuration parut, et on ouvrit un abcès qui était très profond, et qui occupait la partie supérieure de la glande dans son tissu même. Le pus était fétide. L'abcès se ferma en huit jours, et il resta un noyau induré qui tarda longtemps à se résoudre. On essaya alors, mais vainement de faire passer le lait.

14 mai. Enfin aujourd'hui, jour de sa sortie, quand on presse les seins il en sort du lait pur et très blanc. Les seins sont de médiocre volume, non douloureux. Il y a toujours des démangeai-

sons à la peau, et depuis son entrée, il y a eu constamment des éruptions diverses et successives. Il reste quelques papules de prurigo aux bras et quelques pustules d'impetigo qui forment croûte sur la partie antérieure des jambes. Il y a également du prurigo et de l'intertrigo aux parties génitales. Toujours des douleurs de tète violentes et des malaises généraux accompagnés de troubles gastriques. Beaucoup de flueurs blanches.

Obs. XVIII (personnelle). — Gale. Ecthyma. Furoncles.

B. André, âgé de 24 ans, maréchal-ferrant, consultation externe de M. le Dr Besnier, à l'hôpital Saint-Louis. le 31 janvier 1881.

Ce malade a contracté la gale, il y a trois semaines, en couchant avec un de ses camarades qui en était atteint. Depuis cette époque il a souffert de démangeaisons très intenses surtout le soir en se couchant. Il a vu survenir en même temps des boutons qu'il a grattés et aux environs desquels n'a pas tardé à apparaître une poussée furonculeuse dont il porte encore aujourd'hui les traces.

En effet on constate çà et là, surtout sur les avant-bras, des cicatrices aux lieux et places des furoncles rapidement guéris par un traitement approprié. L'éruption papuleuse est elle-même en voie de décroissance. Elle est mêlée pourtant de pustules d'ecthyma autour des poignets et sur la poitrine. Néanmoins le malade est envoyé à la frotte, le derme se trouvant dans un état à peu près normal.

Obs XIX (personnelle). — Gale. Eczéma. Ecthyma.

T... (Georges), 19 ans, garçon de magasin, né à Paris, entre le 7 janvier 1881 à l'hôpital Saint-Louis, salle Saint-Charles, n° 50, service de M. le Dr Guibout.

Pas d'antécédent morbide.

Aucun membre de sa famille n'a présenté d'affections cutanées. Un de ses frères est mort phthisique.

Ce malade a été admis à l'hôpital pour une éruption consistant en vésicules d'eczéma et en pustules d'ecthyma, siégeant uniquement aux jambes et aux poignets, et pour lesquelles a été institué un traitement par les cataplasmes de fécule et les bains d'amidon.

22 janvier. On reconnaît la présence de sillons dans les espaces

interdigitaux des mains et l'on peut en extraire des acares. Néanmoins on continue le traitement par les émollients, l'état des régions
envahies par le parasite ne permettant pas encore l'intervention
des fractions.

Le 28. Le malade est conduit à la frotte.

Le 29. Les démangeaisons ont disparu. Il persiste seulement une
sensation de cuisson intense que l'on peut rapporter à la complication eczémateuse.

Le 31. Aujourd'hui le malade a cessé de se gratter. Il lui reste
seulement à la main droite des pustules d'ecthyma avec quelques
croûtes impétigineuses siégeant surtout à l'espace qui sépare le
pouce de l'index et à la partie antérieure du poignet; quelques
vésico-pustules disséminées sur le corps, la verge, le scrotum; aux
jambes quelques traces d'une éruption presque effacée.

Chez ce malade la gale a été méconnue au début de son entrée à
l'hôpital Saint-Louis. Il semble d'ailleurs en avoir été depuis longtemps atteint, si l'on songe qu'à l'hôpital Beaujon où il était entré
deux mois auparavant pour une entorse, il fut traité pour de vives
démangeaisons sur l'origine desquelles on se méprit probablement
car on se contenta d'employer une médication émolliente.

Obs. XX (M. Chauffard interne des hôpitaux). — Gale. Abcès tubéreux.

B... (Jules), âgé de 18 mois entre le 15 avril 1879 dans le service
de M. le Dr Guibout au n° 53 de la salle Henri IV.

Sa mère qui le nourrit est atteinte de gale et lui-même présente
aux membres supérieurs et sur le tronc les lésions caractéristiques
de cette affection: sillons, éminences acariennes, papules de prurigo
et çà et là, quelques grosses pustules ecthymateuses. En outre au
niveau de la région cervicale postérieure, au-dessous de la nuque
et jusqu'à la racine des épaules, existent cinq à six petits abcès
tubéreux, du volume d'un haricot environ, fluctuants et très douloureux à la pression. Ces petites collections paraissent occuper
l'épaisseur même du derme et contiennent un pus phlegmoneux.

Avant de pouvoir procéder au traitement de l'affection initiale,
la gale, il fallut ouvrir coup sur coup ces petits abcès.

Grâce à des soins de propreté, à l'application de cataplasmes de
fécule, ces petits abcès cessèrent de se reproduire et l'on put faire
frotter et guérir simultanément la mère et l'enfant.

CONCLUSIONS

1° La gale est une maladie parasitaire qui s'accompagne d'éruptions spéciales et symptomatiques (vésicules eczémateuses prurigo, ecthyma, etc.) et d'éruptions qui interviennent comme de véritables complications (eczéma, impétigo, lichen, etc.)

2° Les complications ordinaires peuvent être suivies elles-mêmes de complications éloignées (abcès, phlegmons, lymphangites, etc.).

3° Dans leur rapport avec le traitement de la gale, les complications peuvent être envisagées à un double point de vue : Elles surviennent avant le traitement et alors peuvent le contre-indiquer, ou bien elles sont assez légères pour qu'un traitement méthodique puisse être appliqué malgré elles. Dans un second ordre de faits, elles surviennent après le traitement et doivent être combattues à leur tour comme si elles étaient survenues à l'état isolé.

4° Certains modes de traitement prédisposent aux complications. C'est au médecin que revient le soin de choisir la médication la plus convenable.

INDEX BIBLIOGRAPHIQUE.

—

Fournier. — Dictionnaire en 60 volumes, t. XVII, 1816.

Mouronval. — Recherches et observations sur la gale. Paris, 1821

Alibert. — Traité des dermatoses ,1832.

Rayer. — Maladies de la peau, t. I, 1835.

Biett. — Dictionnaire en 30 volumes, t. XIII, 1836.

Compendium de médecine, t. V, p. 242. 1842.

Gibert. — Gazette médicale, 1851.

   —   Traité pratique des maladies de la peau, 1860.

Bourguignon. — Traité entomologique et pathologique des maladies de la peau. *In* Mémoires des savants étrangers, 1854.

Cazenave. — Maladies de la peau, 1856.

Beau. — Gazette des hôpitaux, 1858.

Devergie. — Traité pratique des maladies de la peau, 1863.

Bazin. — Leçons sur les affections cutanées parasitaires, 1858-1862.

   —   Nouveau mode du traitement de la gale (Union médicale, 9 juillet 1850).

Hardy. — Société médicale des hôpitaux, 1851-52.

   —   Union médicale, 1852.

   —   Gazette des hôpitaux, 1853.

   —   Leçons sur les maladies de la peau, 1858.

   —   Dictionnaire de médecine et de chirurgie pratiques, 1872, art. Gale.

Hebra. — Hautkrankheiten. In Virchow's Handbuch der Pathologie und Therapie. Erlangen, 1860. Traduction de Doyon, 1871-72, Paris.

Batemann. — Cutaneous diseases.

Erasmus Wilson. — A practical synopsis of the diseases of the skin.

Villan. — Diseases of the skin.

Paris. — A. PARENT, imp. de la Faculté de Médecine, r. M.-le-Prince, 29-31.

9 782014 110982